Dompmartin

NOUVEAU

# CORSET ROTATEUR.

Ce MÉMOIRE se trouve chez l'auteur, rue Montmusard, n° 5, faubourg Saint-Nicolas, à Dijon.

---

DIJON, IMPR. DE FRANTIN.

NOUVEAU

# CORSET ROTATEUR,

APPLIQUÉ AU LIT MÉCANIQUE ET AJUSTÉ SUR UN FAUTEUIL, POUR LE TRAITEMENT DES DÉVIATIONS LATÉRALES;

## ET DE SON ACTION SUR LA COLONNE.

Lu à l'Académie de Dijon dans la séance du 28 février 1838;

PAR **M. DOMPMARTIN**,

DOCTEUR EN MÉDECINE, DIRECTEUR ET FONDATEUR DE LA MAISON ORTHOPÉDIQUE DE DIJON,

MEMBRE DE L'ACADÉMIE DES SCIENCES, ARTS ET BELLES-LETTRES ET DE LA SOCIÉTÉ MÉDICALE DE LA MÊME VILLE.

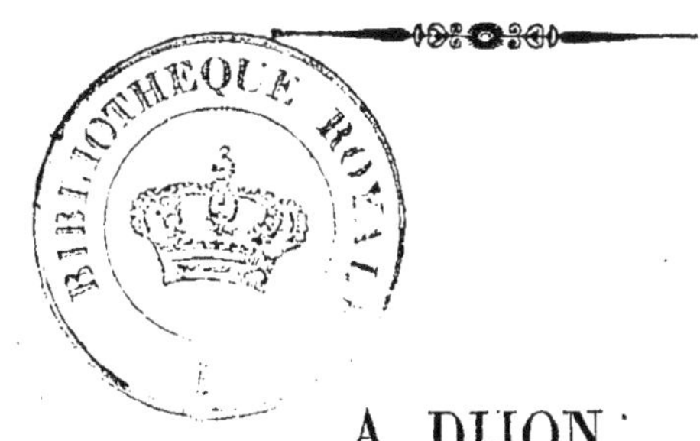


A DIJON,

CHEZ LAMARCHE, LIBRAIRE, PLACE SAINT-ÉTIENNE.

1839.

NOUVEAU

# CORSET ROTATEUR,

APPLIQUÉ AU LIT MÉCANIQUE ET AJUSTÉ SUR UN FAUTEUIL,
POUR LE TRAITEMENT DES DÉVIATIONS LATÉRALES;

ET DE SON ACTION SUR LA COLONNE.

---

Ayant lu dans le Journal de la Section de médecine de la Société académique du département de la Loire-Inférieure, un article intitulé : *De la torsion qui accompagne constamment les déviations latérales de l'épine*, par M. le docteur Vallin [1], je crois devoir entretenir l'Académie de la méthode de traitement que j'emploie dans mon établissement, méthode qui en diffère sous le rapport du mécanisme, mais qui s'en rapproche beaucoup par l'action que je détermine sur la colonne.

Je dois faire observer, avant tout, que le moyen que je mets en usage, date déjà de plusieurs années et qu'il en a été parlé dans vos Mémoires de l'année 1836. Je crois, en conséquence, que la priorité d'un traite-

[1] Séance du 30 juin 1837.

ment qui n'avait point été usité jusqu'alors, doit m'être accordée, à moins que d'autres auteurs ne l'aient employée précédemment et sans que je le sache.

Avant de passer à la description de mon appareil et de son action, qu'il me soit permis d'établir la similitude d'idées qui existe entre **M.** Vallin et moi.

Je suis généralement d'accord avec l'auteur sur les signes caractéristiques des déviations, et sur les différentes positions forcées des jeunes malades qui en sont affectées. Tous ces signes décrits avec clarté et précision par M. Vallin, l'ont été également, avec un talent marqué au coin du génie, par le célèbre et trop malheureux Delpech, dans son ouvrage sur l'Ortomorphie.

Je partage encore l'opinion de l'auteur sur la torsion de l'épine, dans les déviations latérales et dans les changemens de forme de la colonne et des côtes; je ne ferai donc que corroborer l'opinion de notre confrère sur cette rotation qui peut porter les apophyses épineuses dans un sens opposé, et suivant le genre de difformité. Je suis d'avis aussi que la direction de ces apophyses a toujours lieu du côté de la concavité, et qu'elles peuvent atteindre, dans de grandes déviations, même jusqu'à un quart de cercle, comme j'en ai la preuve dans mon établissement sur un sujet de 15 ans. Sa cure me paraissait tellement difficile que je n'osais rien promettre aux parens : cependant depuis huit mois de traitement, les progrès obtenus sont si marqués, que je ne doute plus aujourd'hui d'une cure complète [1].

[1] Cette élève, lors de son entrée dans l'établissement, était dans l'état suivant : taille, trois pieds dix pouces ; toutes les ver-

Mais je ne pense pas (et sur ce point je diffère du sentiment de l'auteur) que la pesanteur des viscères attachées à la partie antérieure de la colonne, soit seule, comme il le prétend, une cause de l'entraînement de cette colonne. Je crois que les organes de la poitrine et du bas-ventre ont des adhérences plus intimes encore avec les côtes, surtout chez ces

tèbres affaissées les unes sur les autres et pour ainsi dire soudées entre elles et formant une triple courbure latérale; depuis plusieurs années loin de prendre de l'accroissement, elle diminuait tous les jours de taille; les côtes déformées comprimaient les principaux organes de la poitrine et du bas-ventre, et s'enfonçaient dans les fosses iliaques; le cœur et les poumons étaient très-resserrés dans la cavité pectorale, et refoulés par le diaphragme; la respiration horriblement gênée, la face d'un rouge violet, tout annonçait les suites prochaines d'une maladie aussi grave. Après dix-huit mois de traitement, ce sujet, dont le buste offrait une forme si bizarre, se trouve dans l'état suivant: sa taille de mois en mois fait des progrès, et son buste s'est alongé de quatre pouces quatre lignes; sa colonne ne présente plus l'état d'immobilité qui la caractérisait; les courbures s'alongent, et sur la simple élévation par les bras elles disparaissent presque entièrement, excepté dans les dernières vertèbres dorsales et cervicales, point où la déviation était très-prononcée. Les côtes ne se portent plus dans le bassin; les organes du bas-ventre sont moins gênés; la poitrine reprend insensiblement une forme plus naturelle; en un mot, les poumons et le cœur exécutent leurs mouvemens avec plus de facilité, et toute l'organisation se ressent des changemens déjà opérés.

Ce sujet, comme on le voit, est encore loin d'une cure complette, mais reprenant tous les jours de nouvelles forces et surtout de l'accroissement, tout nous fait présager une guérison aussi parfaite qu'il est permis de l'espérer.

sujets si disposés aux inflammations pulmonaires, et que ces dernières, déformées, comme l'a très-bien rapporté M. Vallin, par la rotation des vertèbres, entraînent avec elles les différens organes qui y sont attachés. L'équilibre une fois rompu, il est très-facile de concevoir que l'abdomen, la poitrine et les membres thoraciques participent d'un commun accord pour augmenter la difformité. D'après mes observations, je pense que dans ce cas, la puissance de la pesanteur agit obliquement et précisément dans le sens de la déviation. En conséquence les muscles, qui dans l'état de veille sont continuellement en mouvement, tendent donc également à augmenter la déviation. Toutefois il faut excepter les fortes déviations consommées, où tous les muscles sont dans l'impossibilité de se contracter. Si l'action musculaire n'était pas plus active que le prétend l'auteur, quelle utilité pourrait-on en retirer dans le traitement des déviations? Cependant la gymnastique est un point important, car, sans gymnastique, point de cure solide et durable.

Je ne dirai rien ici des causes des symptômes, du traitement général, et de l'utilité ou de l'inutilité des moyens employés jusqu'à ce jour; j'en ai déjà parlé dans un Mémoire que j'ai eu l'honneur de vous présenter et que j'ai lu à la Société médicale de notre ville. Je passerai de suite à la description de mon appareil, tout en vous décrivant les indications que je cherche à remplir.

Convaincu qu'il était impossible de rétablir parfaitement une colonne dans son état de rectitude, si l'on n'employait pas des moyens capables d'agir sur la colonne elle-même, tout en opérant sur le système musculaire en sens opposé, j'essayai au moyen d'extensions latérales différentes de celles qui avaient été employées jusqu'à ce jour, de lui communiquer ce mouvement. Mes conversations amicales avec mon estimable confrère, M. le docteur Pingeon, me suggérèrent l'idée d'un moyen plus direct pour faire pivoter la colonne sur elle-même et en sens opposé au pivotement qui existe dans l'état de déviation. Ce mot *pivoter*, que je dois à mon confrère, fut pour moi un trait de lumière, et je cherchai à réaliser cette idée. Entraîné par l'effet de la brisure du lit de M. Guérin, j'essayai d'agir au moyen de matelas; mais n'ayant pas été aussi heureux que M. Vallin, dans mes recherches, voici l'appareil que j'inventai pour parvenir à mon but.

Je fis confectionner une tige en fer, pl. 1re, f. 1 des fauteuils, large de dix lignes, épaisse de trois, et de la longueur du buste de la malade. Chaque extrémité se trouve pourvue d'un pivot qui est reçu dans une ouverture pratiquée *ad hoc*, au milieu d'une traverse en fer, pl. 2, f. 2 du lit, destinée à en supporter les deux extrémités. Pour recevoir ces traverses ou supports, j'ai fait percer mon matelas, pl. 2, f. 1re., dans l'étendue de 18 à 20 pouces de long sur 6 de large, (ces matelas sont entièrement rembourrés en crin), précisément dans le point où correspond la colonne vertébrale. Ces supports sont fortement attachés au chassis inférieur disposé pour les recevoir. Pl. 2, f. 2.

Dans la partie à peu près moyenne de la tige, pl. 1re, f. 1re des fauteuils, celle qui répond au centre de l'S de la déviation, se trouve un troisième pivot ajusté de telle manière que la tige brisée par le fait, peut tourner sur elle-même en sens opposé, pl. 1 des fauteuils, fig. 1re. Cette tige principale donne attache dans sa portion supérieure et antérieure à plusieurs ressorts de 15 à 16 lignes de large, pl. 2, f. 2 : deux supérieurs, deux moyens et deux inférieurs. Les deux moyens embrassent la poitrine en passant sous les aisselles et au-dessus des seins pour se réunir à la partie antérieure du sternum, pl. 5 des fauteuils; les deux supérieurs longent le bord interne des omoplates, passent sur les épaules et les clavicules pour rejoindre les deux moyens sur la région thoracique; les deux inférieurs, après avoir passé sous les seins, viennent encore aboutir au tiers inférieur du sternum, même planche. La portion inférieure de la tige reçoit à sa partie antérieure quatre autres ressorts qui se réunissent à la partie antérieure du bas-ventre; les deux inférieurs passent au-dessus du bord supérieur de l'os des iles, et les deux autres au-dessous des fausses côtes; même planche.

Tous ces ressorts, très-souples, parfaitement rembourrés, ne peuvent produire de compressions fâcheuses. Mon but, dans ce cas, a été de faire un tout de la poitrine, du bas-ventre et de la tige; enfin d'opérer directement sur la colonne, seul point dans ces deux cavités qui soit capable de pivoter sur son axe.

A la partie postérieure de la tige deux leviers sont fixés; l'un pour la partie supérieure, l'autre pour l'inférieure; pl. 2 du lit, f. 2. A l'extrémité libre de ces leviers assez longs pour se mouvoir sous le matelas, est attachée une corde qui passe sur une poulie de renvoi et vient s'attacher à un cric fixé au matelas; même planche.

Pour pratiquer en même temps l'extension latérale, j'ai disposé sur ma tige principale six articulations semblables à l'articulation d'un compas, pl. 1, f. 1 des fauteuils; trois dans la région supérieure, trois pour l'inférieure, afin de lui faire décrire une S opposée à celle que l'on veut combattre.

Mais pour faire sentir davantage l'action que je désire obtenir sur la colonne, je crois utile de vous rappeler le mécanisme que j'emploie pour l'extension horizontale avant de déterminer la rotation de la colonne et son extension latérale.

Persuadé par ma propre expérience et par le rapport d'un grand nombre d'hommes savans parmi lesquels je dois citer mon maître, l'infortuné Delpech, que la colonne n'est point un morceau de bois que l'on peut redresser à volonté, de manière à lui faire prendre *subito* la forme d'une S en sens opposé à l'S qui existe dans l'état maladif, comme on l'avait prétendu; j'ai cherché par des moyens plus directs à agir sur l'épine par les points qui sont les plus faciles, c'est-à-dire par le système musculaire.

Convaincu, dis-je, que l'on peut forcer les muscles à se contracter pendant la nuit avec autant d'efficacité qu'ils se contractent la journée par l'action gymnastique, j'ai placé à la tête et aux extrémités inférieures des ressorts bien gradués qui agissent sur eux en sens opposé.

Par le ressort supérieur, pl. 4 du lit, je mets en contraction les muscles de la partie antéro-postérieure de la poitrine au moyen d'un casque qui embrasse le maxillaire inférieur et l'occiput, et d'épaulières qui circonscrivent les aisselles. Cette traction ne dépasse pas 10 ou 15 livres. Par le ressort inférieur je détermine la traction sur les muscles antéro-postérieurs de la colonne et du bas-ventre, en appliquant une ceinture qui s'adapte sur les os des iles, au-dessus des trochanters, même planche. La résistance à vaincre varie de 30, 70 ou 80 livres, suivant les sujets. Malgré le frottement, il est indubitable que la contraction s'opère comme je le désire, et que ce frottement est pour ainsi dire nul, puisque la colonne s'alonge. En outre la puissance active des extrémités inférieures ne réagit pas sur la tête comme cela aurait lieu sur un corps inerte, puisque les ressorts restent à peu près invariables à la tête et aux pieds lorsque la traction est opérée.

Une corde à boyau attachée au régulateur du ressort à la tête et aux pieds, passe par plusieurs poulies de renvoi pour venir se fixer à un cric qui, mis en mouvement, force les muscles de se contracter en sens opposé. Le régulateur indique la puissance de traction ; pl. 4 du lit.

Pour l'extension latérale, trois ressorts pourvus de régulateurs sont employés, pl. 3 du lit, f. 2; deux situés à la partie interne d'un bateau du lit et un seul à celui du côté opposé. Trois supports en fer de huit pouces d'élévation, se trouvent placés vis-à-vis ces derniers, pl. 3, f. 1 ; chacun d'eux porte un cric dans sa partie inférieure et une poulie double dans la supérieure. Deux pelotes rembourrées et ajustées d'après les formes du corps, sont articulées sur un demi cercle en fer et appuyées sur un ressort, pl. 1re du fauteuil, f. 3; pl. 1re du lit, f. 9. Ce demi cercle cintré pour suivre le contour du tronc, est fixé lui-même à la tige du corset, pl. 2, f. 2 du lit; il porte à son autre extrémité un trou destiné à recevoir une poulie à crochet. Une espèce de brassière, pl. 1re du fauteuil, f. 7, sert pour la partie supérieure; elle embrasse parfaitement l'aisselle et l'épaule, pl. 4 et 5, passe d'un côté au-dessus des seins et sur la partie postérieure du thorax pour se réunir sur l'épaule opposée; les pointes de cette brassière sont terminées par deux boucles qui reçoivent un crochet à poulie. C'est par ce mécanisme que l'on pratique l'extension latérale.

Pour le rendre plus simple et démontrer l'action que je cherche à remplir, je crois qu'il est nécessaire de donner un exemple. Soit une déviation latérale en forme d'S dont les cavités dorsale et lombaire seraient l'une à gauche et l'autre à droite, et les deux convexités en sens opposé; alors, pathologiquement parlant, le sujet se trouverait dans le cas suivant : l'équilibre de la colonne serait rompu, les vertèbres déviées, légèrement contournées sur elles-mêmes, de telle sorte que la face antérieure des dorsales serait portée obliquement à droite et les lombaires à gauche; les apophyses transverses ne conserveraient plus la position normale et suivraient le même mouvement que la face antérieure; les apophyses épineuses dorsales seraient légèrement inclinées à gauche, et les lombaires à droite, les cartilages intervertébraux atrophiés d'un côté et gonflés de l'autre; les ligamens dorsaux alongés à droite et rétractés en sens opposé; le contraire aurait lieu pour les lombaires. Il en serait de même du systême musculaire qui se trouverait par le fait, dans l'impossibilité de se contracter pour maintenir l'équilibre.

Les côtes, dans cet état, étant intimement liées avec les vertèbres, seraient forcées de suivre le mouvement. Celles de droite seraient entraînées en arrière et forcées de former une courbe plus ou moins anguleuse; celles de gauche, au contraire, se redresseraient en arrière. Les droites alongées antérieurement, tendraient à s'abaisser fortement, tandis que les gauches arrêtées par le sternum, formeraient une saillie considérable. Toute la partie antérieure de la poitrine se porterait obliquement en formant une espèce de spirale de droite à gauche.

Pour combattre une affection de ce genre, outre la médication interne appropriée suivant les tempéramens, et la gymnastique, voici le mécanisme que j'emploie.

Je couche la jeune malade sur mon matelas percé comme je l'ai décrit plus haut, sur lequel se trouve arrêté le corset; placée dans ce dernier de telle sorte que la poitrine et le bas-ventre ne fassent qu'un avec lui, pl. 4 du lit. Je détermine l'extension de la tête que je porte à 10 ou 15 livres, suivant les sujets, même planche : les muscles mis en contraction par ce mécanisme, tirent la colonne de bas en haut; je passe ensuite aux extrémités inférieures où j'applique la puissance de 30 à 80 livres, pour forcer les muscles des lombes et du bas-ventre à se contracter de haut en bas. Le point central de mon action vient donc positivement se réunir dans la région dorsale déviée.

Ce premier temps accompli et le bassin fixé sur le matelas au moyen d'un crochet arrêté à la ceinture qui est destiné à cet effet, je fais agir les leviers qui se trouvent, comme je l'ai dit, à la partie postérieure de la tige principale de mon corset. Je fais manœuvrer le supérieur de gauche à droite pour entraîner la poitrine dans ce sens et chercher à ramener les apophyses épineuses dans leurs positions normales, pl. 2, f. 2 du lit; pl. 4 du fauteuil. Ce temps est tellement précieux que la convexité dorsale postérieure à droite se porte sur le côté et paraît entièrement effacée, tandis que le côté opposé qui est aplati et légèrement concave paraît se remplir. Par un mouvement inverse je porte le levier inférieur de droite à gauche et entraîne la région lombaire dans ce sens.

Les mouvemens de rotation étant imprimés, je place alors l'extension latérale pour faciliter et augmenter cette action rotatoire.

Des régulateurs des deux ressorts droits, part une corde à boyau qui passe sur une poulie des supports, traverse ensuite celle qui appartient au crochet à poulie afin d'arriver sur la seconde poulie des supports, et se porter de là aux crics placés aux pieds de ces derniers, pl. 4 du lit. Lorsque l'extension est suffisamment pratiquée et que les lombes et la partie supérieure du tronc se trouvent ainsi portés de gauche à droite, je fais agir ma seconde pelote, qui par le même mécanisme, mais en sens opposé aux précédens, porte la région pectorale droite de bas en haut et de droite à gauche.

Ce moyen, Messieurs, fort simple, et que j'ai ajusté sur un fauteuil, permet aux élèves d'en profiter la journée, lorsqu'elles sont sorties du gymnase.

Depuis cette époque les pensionnaires peuvent, sans le moindre danger, se livrer aux différens travaux qui avant leur étaient défendus, tels que le travail de l'aiguille, l'écriture, le dessin, la musique, etc., etc. Les résultats inespérés que j'ai déjà obtenus et que j'obtiens tous les jours dans mon établissement depuis la découverte de mon corset, fait que je le considère comme un puissant auxiliaire. Je ne fais aucun doute aujourd'hui et j'affirme même que la médication interne et la gymnastique réunies à ce dernier moyen, les succès sont bien plus fréquens et les cures plus solides.

Mon intention n'était pas de faire paraître mon procédé avant cinq ou six ans, afin de pouvoir réunir un assez grand nombre d'observations pour démontrer d'une manière certaine l'utilité de ce triple traitement; mais ayant lu ce Mémoire à l'Académie de notre ville, je me suis fait un devoir de répondre à son désir en y joignant toutes les planches nécessaires au développement du mécanisme de mon lit et de mon fauteuil; seulement aujourd'hui je désire conserver la priorité de cette découverte, et plus tard je ferai connaître non-seulement les résultats obtenus, mais j'y joindrai encore des observations sur d'autres difformités, tout en faisant connaître les procédés que j'ai été forcé d'inventer ou de perfectionner suivant les cas. Je dis inventer ou perfectionner, car il est généralement impossible qu'un médecin puisse se servir avec succès dans les mêmes maladies, comme nous en possédons de nombreux exemples, des mécaniques, qui, entre les mains des auteurs, produisent des résultats très-avantageux.

# NOTE SUR L'INFLUENCE DES SAISONS

## DANS LE TRAITEMENT ORTHOPÉDIQUE.

J'ai observé que beaucoup de parens et même quelques médecins avaient des idées erronées, selon moi, sur les saisons propres au traitement orthopédique en général. Toujours ils attendent ou conseillent d'attendre l'été pour commencer le traitement.

Je crois qu'il est utile de relever cette erreur ; car de toutes les saisons l'été est, sans contredit, celle où la cure des déviations marche avec le plus de lenteur et d'incommodité. Tout concourt à ce retard : Pendant cette saison, les digestions se font avec lenteur et difficulté ; le suc nutritif, modifié par une alimentation choisie et une médication tonique, arrivé dans les capillaires, se dissipe aussitôt par une transpiration surabondante, au détriment du système musculaire et des os. La gymnastique qui met nécessairement en mouvement tous les muscles de l'économie tend au même but en facilitant cette transpiration. L'application des mécaniques toujours rembourrées, soit pendant le sommeil, soit pendant le jour dans les fauteuils, occasionne de la fatigue et par suite cette augmentation de transpiration qui est si nuisible. Pour obvier à ces inconvéniens, je suis forcé de changer les heures du travail gymnastique et mécanique, de coucher les élèves pendant la forte chaleur, et de les faire exercer de très-grand matin et sur le soir. J'ai cru remarquer aussi, que la marche de la guérison était plus rapide pendant l'hiver, le printemps et l'automne lorsque la température était douce. L'hiver, dans un gymnase chauffé à six ou sept degrés, les tissus de l'élève qui s'exerce sont raffermis, et ce dernier hors du gymnase supporte avec facilité toutes les mécaniques du fauteuil.

Il est bien démontré pour moi que pendant ces trois saisons, l'automne, l'hiver et le printemps, le traitement est plus régulier et plus complet. Les observations recueillies dans mon établissement et les tableaux que j'ai sous les yeux me le prouvent assez.

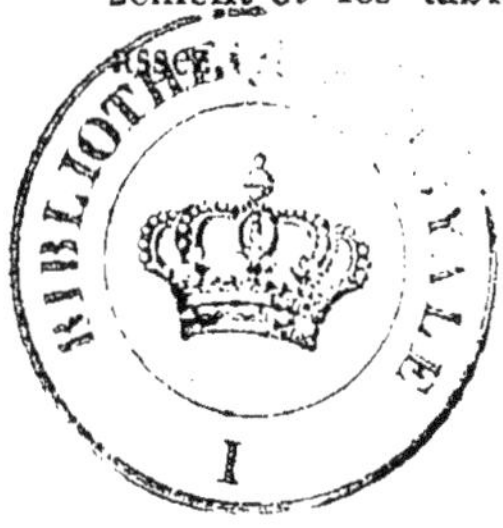


---

# EXPLICATION DES PLANCHES.

## FAUTEUIL MÉCANIQUE.

### PLANCHE I.re

DIFFÉRENS APPAREILS PROPRES AU FAUTEUIL ROTATEUR ET A EXTENSION LATÉRALE.

FIGURE 1.re

*a* Tige à rotation.
*b* Pièces de la tige.
*c* Pas de vis qui terminent la tige.
*d* Ecrou à papillon pour fixer la tige.
*e* Différentes articulations de la tige, destinées à opérer les mouvemens latéraux dans l'extension latérale.
*f* Pivot qui divise la tige et permet de la tourner en sens opposé.
*g* Leviers pour faire agir les deux parties de la tige.

FIG. 2.

*a* Régulateur cintré, fixé en *b* au fauteuil.
*b* Coulisses destinées à abaisser ou élever le régulateur.
*c* Vis de pression.
*d* Levier percé à l'une de ses extrémités pour glisser sur le régulateur, avec sa vis de pression *e*, taraudé à l'autre extrémité *f* pour être fixé à la tige.

FIG. 3.

*a* Vis de pression offrant à son extrémité *b* une forme carrée pour recevoir une manivelle *f*, fig. 5, et à son extrémité *c* une forme ronde pour appuyer et tourner sur le cintre *h*.
*d* Pièce destinée à maintenir l'extrémité *c* de la vis fixée au cintre *h* par deux vis 1 et 2.

*e* Tige attachée au fauteuil d'un côté *f*, et taraudée de l'autre *g* pour recevoir la vis. Cette tige offre un angle plus ou moins étendu, suivant la direction que l'on veut donner à la plaque de pression.

*h* Cintre pour circonscrire le corps; à son extrémité postéro-antérieure *i*, une partie de charnière s'y trouve fixée pour recevoir une autre partie de charnière qui est attachée à la plaque fig. 4; et plus en avant, un petit ressort *k* s'y trouve également rivé à sa partie postérieure, la pièce *d* dont nous avons parlé plus haut. A son extrémité antérieure *l*, une ouverture pour recevoir un crochet fig. 8.

FIG. 4.

*a* Face postérieure de la plaque de pression.

*b* Demi-charnière qui se réunit à celle du cintre en *i*, fig. 3.

FIG. 5.

*a* Cric simple.

*b c d e f g* Pièces qui composent le cric.

FIG. 6.

*a* Tige à poulie de renvoi et à cric pour l'extension latérale inférieure et moyenne.

*b* Extrémité antérieure avec poulie de renvoi.

*c* Extrémité postérieure avec cric et fixée au montant du fauteuil.

FIG. 7.

*a* Brassière destinée à envelopper le creux de l'aisselle, l'épaule, la poitrine et la partie supérieure du dos dans l'extension latérale.

*b* Ouverture pour laisser passer le bras.

*c* Face antérieure.

*d* Face postérieure.

*e* Boucles destinées à être reçues dans le crochet fig. 8.

FIG. 8.

Petit crochet fixé par l'une de ses extrémités à une corde à boyau.

FIG. 9.

*a* Support attaché au montant du fauteuil d'un côté *b* et offrant une poulie de renvoi du côté opposé *c*.

## PLANCHE II.

TIGE DU CORSET, RESSORTS, CEINTURE A BÉQUILLE.

FIG. 1.re

*a* Ceinture à béquille.
*b* Coulisse pour alonger ou diminuer la tige.
*c* Vis de pression.

FIG. 2.

Ressorts destinés à circonscrire la poitrine et le bas-ventre.

FIG. 3.

Tige à rotation avec ses ressorts, fig. 2, pl. 2; ses régulateurs et ses leviers, fig. 2, pl. 1.re

*a* Ressorts supérieurs gauche et droit.
*b* Boutonnière.
*c* Ressort gauche avec une boutonnière *b* destinée à recevoir le bouton *d* du ressort droit *f*.
*e* Boutons pour recevoir la boutonnière *b* des ressorts supérieurs *a*.
*g*, *h*, *i* Ressorts gauches avec boutonnières.
*k*, *l*, *m* Ressorts droits avec boutons.

## PLANCHE III.

FAUTEUIL GARNI DE TOUTES LES MÉCANIQUES.

*a* Tige à rotation.
*b* Régulateurs avec leurs leviers fixés à la tige.
*c* Plaques et cintres pour l'extension latérale.

*d* Vis de pression.

*e* Tige attachée au fauteuil et taraudée pour le passage de la vis de pression.

*f* Tige à poulie de renvoi et à cric, fixée au fauteuil et garnie de sa corde et de son crochet.

*g* Support avec poulie de renvoi attachée au fauteuil, garni de sa corde et de son crochet.

*h* Cric simple garni de sa corde.

*i* Traverse en bois destinée à supporter la tige du corset rotateur.

*k* Coulisse pour descendre ou monter cette même traverse.

*l* Trou pour la fixer par une cheville en fer.

*m* Planchettes pour maintenir le bassin.

## PLANCHE IV.

JEUNE PERSONNE VUE PAR DERRIÈRE.

*a* Tige à rotation.

*b* Ressorts pectoraux.

*c* Ressorts abdominaux.

*d* Plaque pour l'extension latérale, moyenne et inférieure.

*e* Cintre pour circonscrire le corps et faciliter l'extension.

*f* Vis de pression et sa tige taraudée.

*g* Brassière pour l'extension latérale supérieure.

*h* Crochet attaché aux boucles de la brassière.

*i* Poulie de renvoi avec sa corde.

*k* Levier supérieur porté à droite pour contourner la poitrine de gauche à droite et d'arrière en avant.

*l* Levier inférieur porté à gauche pour faire pivoter les vertèbres lombaires de droite à gauche et toujours d'arrière en avant.

*m* Régulateur sur lequel glisse le levier qui s'y trouve arrêté par sa vis de pression *n*.

*o* Coulisses du régulateur pour l'élever ou l'abaisser à volonté.

*p* Vis de pression.

*q* Ecrou supérieur et inférieur pour alonger ou diminuer la tige principale.

*r* Planchettes en bois pour maintenir le bassin.

## PLANCHE V.

DEMOISELLE VUE EN FACE.

*a* Ressorts pectoraux boutonnés.

*b* Ressorts abdominaux.

*c* Ouverture antérieure du cintre avec le crochet et la corde à boyau, laquelle passant sur la poulie de renvoi *d*, va se fixer au cric *e*.

*f* Brassière vue par sa face antérieure avec ses boucles et son crochet *g*, lequel est fixé à une corde qui passe sur la poulie de renvoi *h* et va s'arrêter au cric *i*.

# LIT MÉCANIQUE.

## PLANCHE I.re

MÉCANIQUES POUR L'EXTENSION HORIZONTALE ET LATÉRALE DU LIT MÉCANIQUE.

### Fig. 1.re

*a* Ressort de la force de 70 livres.

*b* Régulateur avec les degrés qui indiquent la puissance des ressorts.

### Fig. 2.

Poulie simple.

### Fig. 3.

Poulie double.

### Fig. 4.

Traverse cintrée, avec poulie et crochet, pour l'extension horizontale de la tête et des épaules.

*a* Poulie de renvoi.

*b* Crochet pour recevoir la couronne.

*c* Crochet qui répond aux boucles de la fig. 6.

### Fig. 5.

Collier et couronne pour l'extension horizontale.

*a* Couronne.

*b* Collier.

*c* Courroie qui est fixée par des boutons à ces derniers.

*d* Petite courroie pour fermer le collier.

### Fig. 6.

Epaulière pour l'extension des épaules.

*a* Boudins qui passent sous les aisselles.

*b* Traverse qui répond au dos.

*c* Courroie antérieure pour se fixer à la boucle *d*.

*e* Anneaux postérieurs.

*f* Anneaux antérieurs. Ils se réunissent les uns et les autres au crochet *c* de la fig. 4.

### Fig. 7.

Ceinture en cuir pour circonscrire le bassin et déterminer la traction inférieure de la colonne.

*a* Bande de cuir rembourrée.

*b* Courroies pour se réunir aux boucles de la fig. 8.

*c* Crochet destiné à recevoir une courroie qui maintient le bassin.

### Fig. 8.

Traverse pour l'extension des pieds.

*a* Poulie de renvoi.

*b* Boucles pour recevoir les courroies *b* de la fig. 7.

*c* Courroie fixée à la traverse *d*.

### Fig. 9.

*a* Cintre pour circonscrire le corps et servir à l'extension latérale.

*b* Extrémité postérieure du cintre tenue à la tige du corset rotateur.

*c* Extrémité antérieure avec un trou pour recevoir la petite poulie à crochet, fig. 11.

*d* Plaque de pression articulée avec le cintre.

### Fig. 10.

*a* Montant à poulie double et à cric pour l'extension latérale.
*b* Trous pour le fixer au matelas.

### Fig. 11.

Poulie à crochet pour l'extension latérale.

## PLANCHE II.

### MATELAS DU LIT MÉCANIQUE.

### Fig. 1re.

Matelas du lit vu en-dessus et percé d'un trou pour recevoir le corset rotateur.

### Fig. 2.

Matelas vu en-dessous avec la tige à corset rotateur décrite dans la pl. Ire des dessins du fauteuil.

*a* Supports pour recevoir les extrémités de la tige et sur lesquels elle pivote.
*b* Tige du corset rotateur.
*c* Ecroux de la tige.
*d* Leviers.
*e* Cric pour faire agir les leviers.
*f* Corde qui part du levier pour se porter sur le cric *e* en passant sur la poulie de renvoi *h*.
*g* Parties des ressorts qui se trouvent fixés au corset.
*h* Crochet pour recevoir l'extrémité postérieure du cintre.

## PLANCHE III.

### BOIS DU LIT ET MATELAS GARNIS DES MÉCANIQUES.

### Fig. 1re.

*a* Face supérieure du matelas garni du corset rotateur.
*b* Crochets destinés à recevoir l'extrémité postérieure *b* du cintre *d*, fig. 9, pl. 1re.
*c* Montants à cric et à poulies doubles fixés au matelas.
*d* Cric et poulie simple pour la rotation du corset ; voir pl. 2, fig. 2.

FIG. 2.

*a* Panneaux du lit.
*b* Bandes du lit.
*c* Traverse des pieds et fixée aux bandes.
*d* Traverse de la tête soutenue sur des vis en bois *e*, afin d'élever ou d'abaisser le matelas à volonté.
*f* Morceau de bois taraudé et fixé aux traverses pour recevoir les vis.
*g* Ressorts avec leurs régulateurs fixés à la bande droite pour servir à l'extension latérale.
*h* Ressorts attachés à la bande gauche pour le même usage.
*i* Ressort fixé au panneau du lit de la tête.
*k* Poulie simple.
*l* Poulie double.
*m* Cric.
*n* Corde à boyau.
*o* Traverse cintrée avec poulie et crochets.
*p* Ressort fixé sur le panneau des pieds.
*q* Poulie simple.
*r* Poulie double.
*s* Cric.
*t* Traverse avec poulie et courroie.

## PLANCHE IV.

### DEMOISELLE COUCHÉE DANS LES MÉCANIQUES.

*a* Collier et couronne fixés au crochet moyen *b* de la traverse cintrée.
*c* Courroie qui fixe le collier.
*d* Epaulière attachée au crochet *e* de la traverse cintrée.
*f* Corde qui part du régulateur du ressort 1, passe par la poulie double 2, se porte sur la poulie de la traverse 3, revient traverser la poulie double 4 pour arriver sur la poulie simple 5 et se fixer enfin au cric 6.

Le même mécanisme a lieu pour les pieds.

*g* Ressorts appliqués sur la poitrine et le bas-ventre pour opérer le mouvement de rotation du corset en sens inverse.

*h* Ceinture destinée à circonscrire le bassin, afin de déterminer la traction horizontale inférieure au moyen des courroies *i*.

*k* Ces mêmes courroies fixées aux boucles de la traverse des pieds.

*l* Crochet auquel s'attache la courroie qui maintient le bassin sur le matelas.

*m* Brassière pour l'extension latérale supérieure.

*n* Cintre et plaque pour l'extension latérale inférieure. Son extrémité antérieure *o* reçoit la poulie à crochet, fig. 11, pl. 1.re

*p* Extrémité supérieure du cintre moyen et qui reçoit une poulie à crochet semblable au précédent.

*q* Corde qui prend son point de départ, ainsi que les deux autres, au régulateur de son ressort fixé à la bande gauche du lit, passe sur une poulie *r* du montant à cric, se porte sur la poulie à crochet *s* accroché dans l'ouverture du cintre, et vient se porter sur la seconde poulie *t* du montant à cric pour s'arrêter définitivement sur le cric *v* lui-même.

# DES APPAREILS PROPRES A LA GYMNASTIQUE.

## PLANCHE I.re

### Gymnase d'été.

1 Façade de la maison vue du jardin.
2 Bâtimens du gymnase d'hiver.
3 Bassin pour la natation.
4 Kiosque pour les nageuses.
5 Mât destiné à soutenir la tente qui recouvre le bassin.
6, 7, 8 Poteaux et traverses pour supporter les exercices.
9 Perche à pilons.
10 Mât placé obliquement.
11 Trapèze.
12 Corde simple.
13 Montans en bois mobiles faisant office du mât simple et des cordes parallèles.
14 Echelle en bois.
15 Balançoire.
16, 17, 18 Poteaux destinés à recevoir des exercices.
19 Corde à pilons.
20 Corde à nœuds.
21 Cordes obliques.
22 Echelle à cylindre.
23 Pompe pour alimenter l'eau du bassin.

## PLANCHE II.

### Gymnase d'hiver.

1 Jeu des bobines.
2 Corde simple.
3 Corde à pilons.
4 Corde à nœuds.
5 Echelle torse de droite à gauche.
6 Echelle torse de gauche à droite.

7 Echelle en corde.
8 Echelle à cylindre en bois.
9 Char à quatre roulettes marchant sur deux cordes.
10 Char à deux poulies marchant sur une corde.
11 Char ondulateur marchant sur un chemin de fer.
12 Balançoire pour exercer une élève.
13 Balançoire pour deux élèves.
14 Mât de cocagne.
15 Corde amorosienne.
16 Cordes parallèles.
17 Cordes obliques.
18 Triangle.
19 Mouffle au moyen de laquelle l'élève peut s'élever seule.
20 Corde horizontale.
21 Poêle du gymnase.
22 Porte de communication pour l'établissement des garçons.

La plupart de ces exercices ont été construits d'après les dessins publiés par Delpech, MM. Pravaz, Amoros, etc.

PL. 1.

# Differens appareils propres au fauteuil rotateur et à extension laterale.

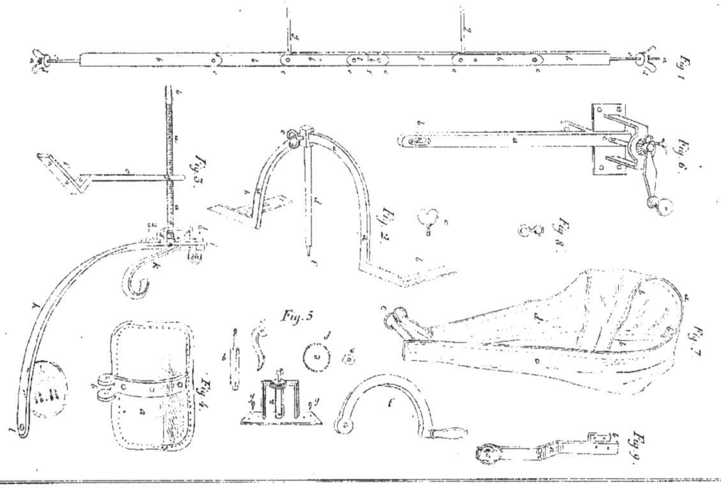

Fig. 1

Fig. 2

Fig. 3

Fig. 4

Fig. 5

Fig. 6

Fig. 7

Fig. 8

Fig. 9

PL. 2.

# Tige du corset, ressorts.
# Ceinture à béquille.

*Fig. 3.*

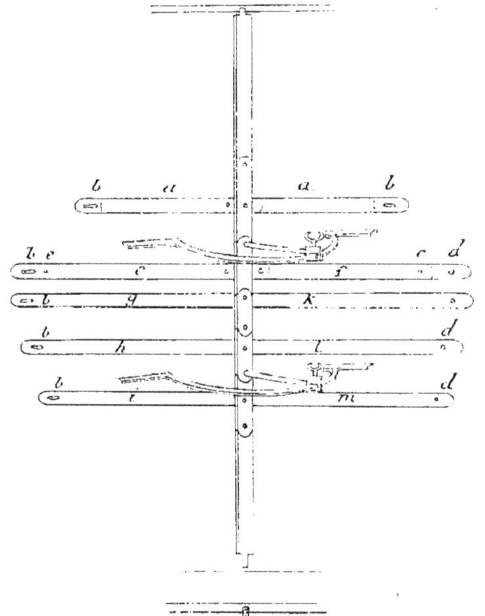


*Fig. 1.*

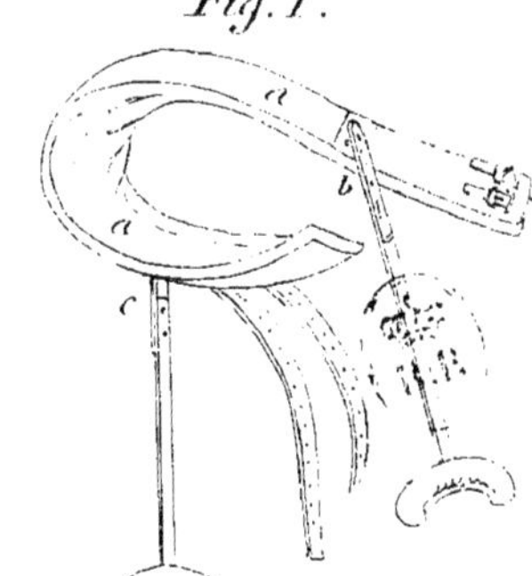


*Fig. 2.*

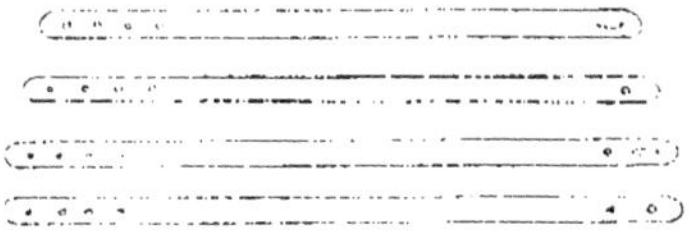

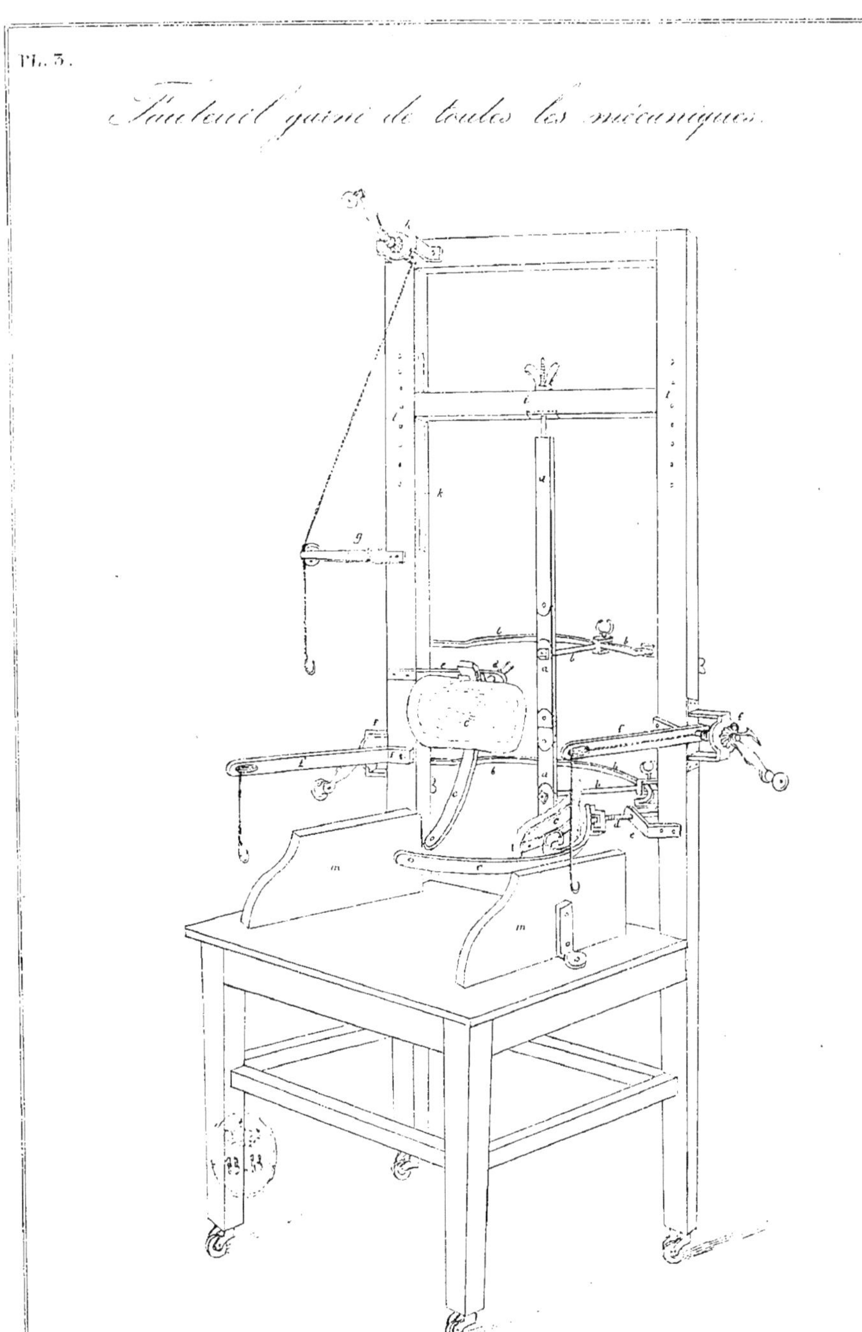
Pl. 3.
Fauteuil garni de toutes les mécaniques.

Pl. 4.

*Jeune personne vue par derrière.*

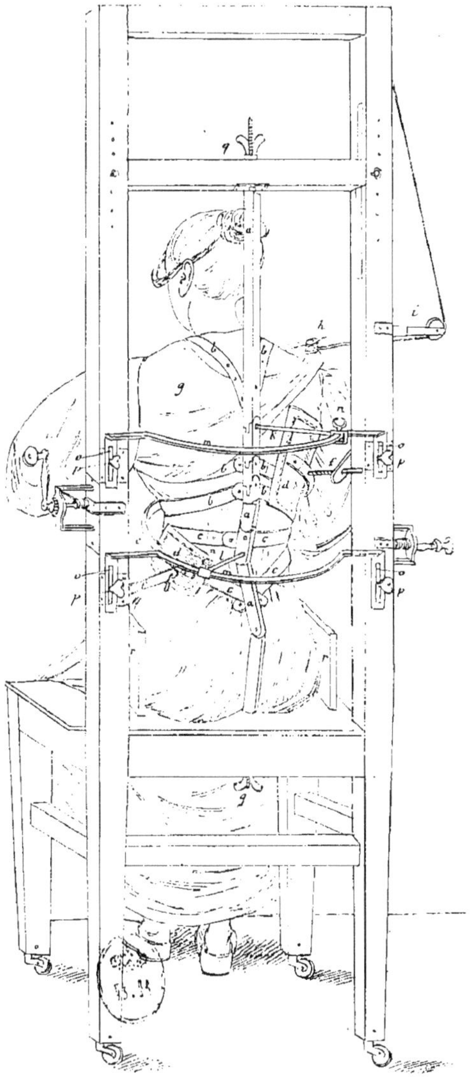

PL. 5.

# Demoiselle vue en face.

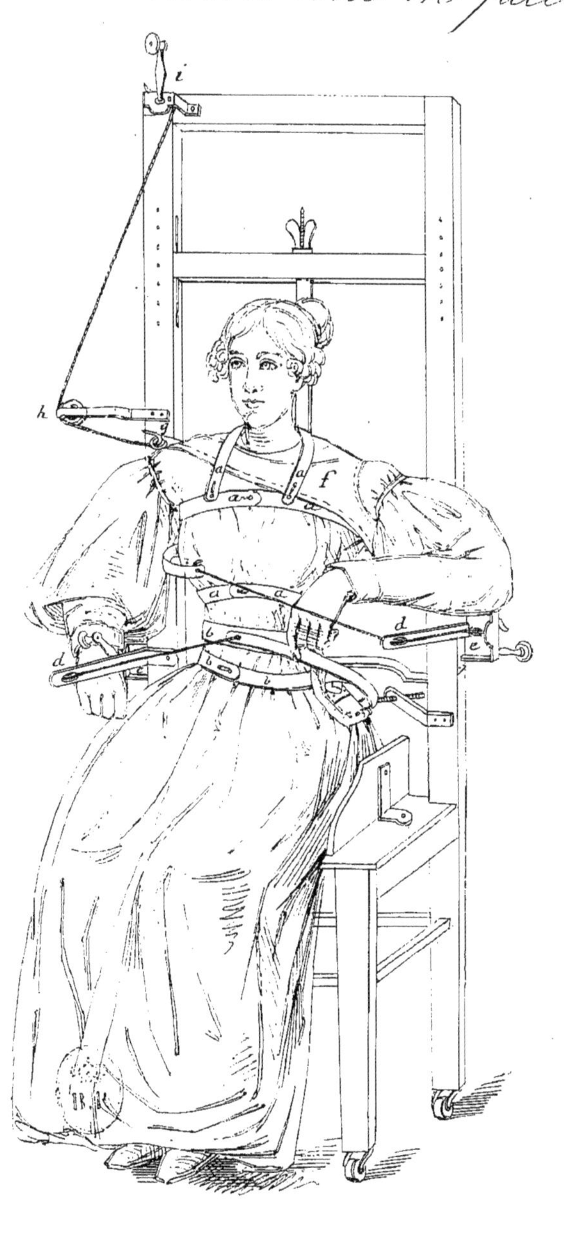

Lith. de Guasco-Jobard, Dijon.

PL.1

# Mécaniques pour l'extension horisontale et latérale du lit mécanique.

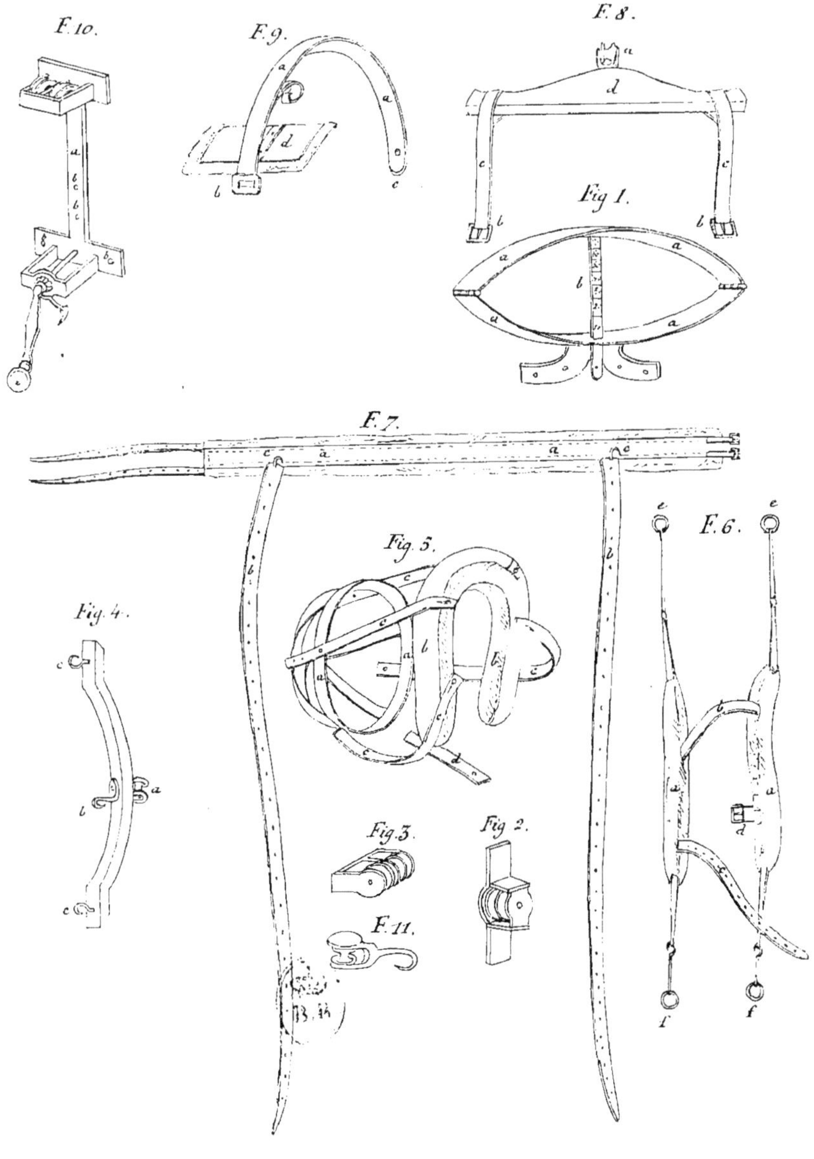

F. 10.

F. 9.

F. 8.

Fig 1.

F. 7.

Fig. 5.

F. 6.

Fig. 4.

Fig. 3.

Fig 2.

F. 11.

Lith. de Guasco-Jobard, Dijon.

PL. 2.

# Matelas du lit mécanique.

Fig. 1.

Fig. 2

a b c d e f g

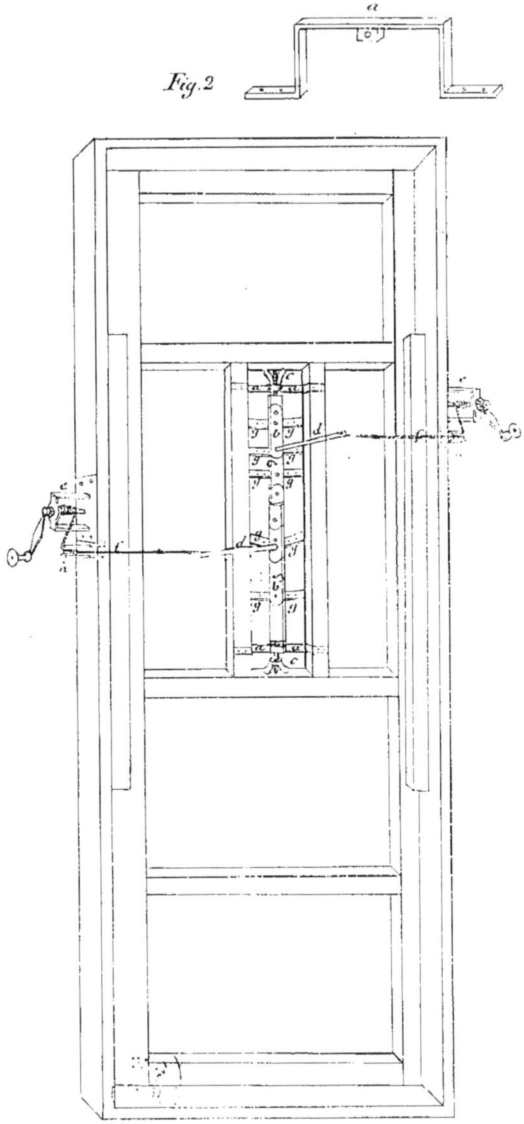

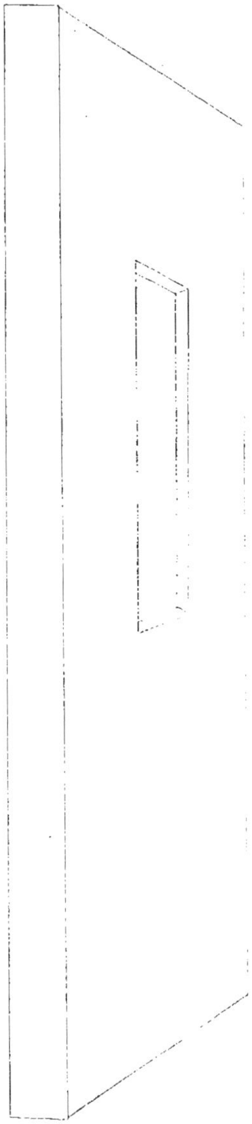

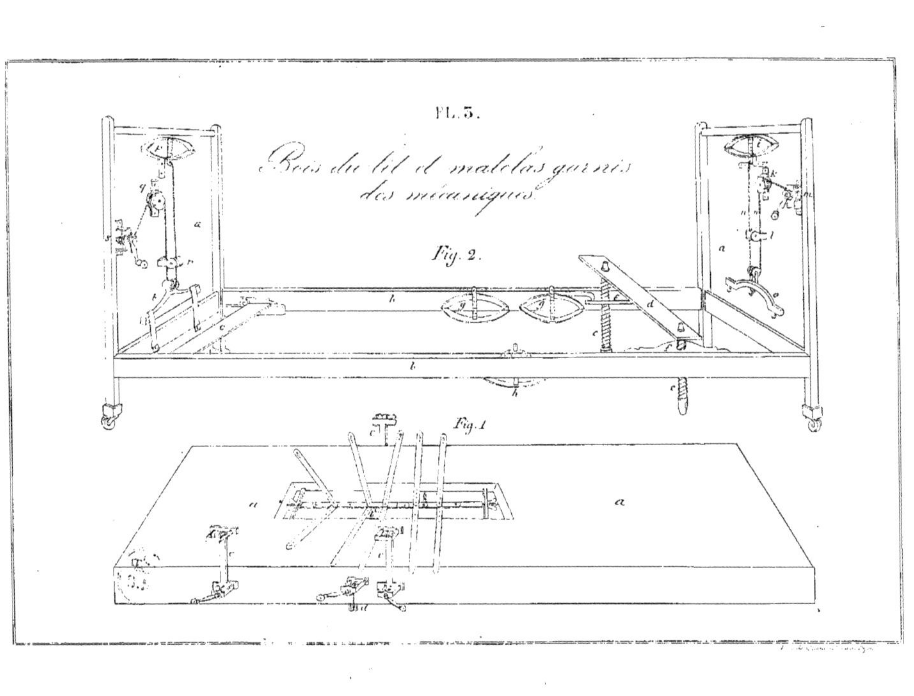
Pl. 3.
Bois du lit et matelas garnis des mécaniques.
Fig. 2.
Fig. 1

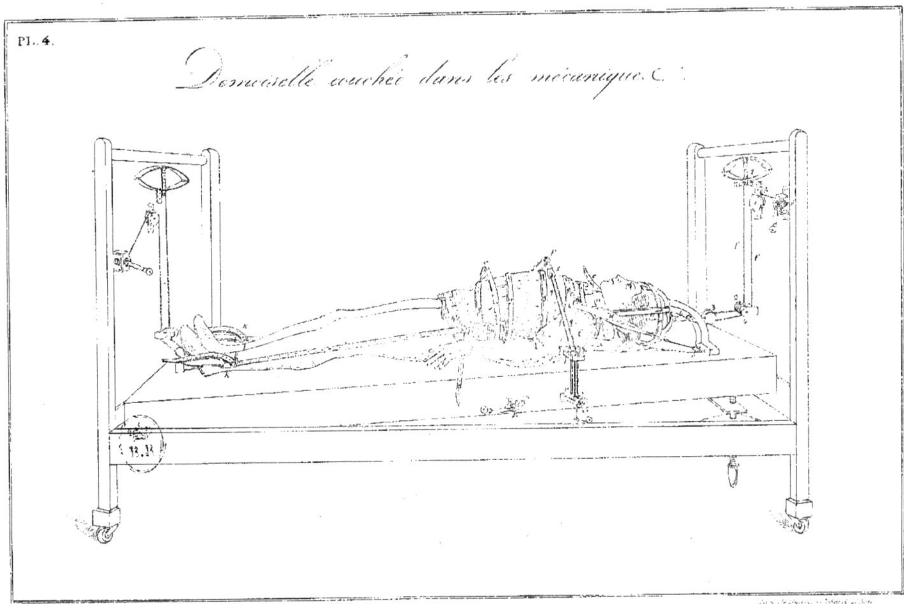

Pl. 4.

*Demoiselle couchée dans les mécanique. C.*

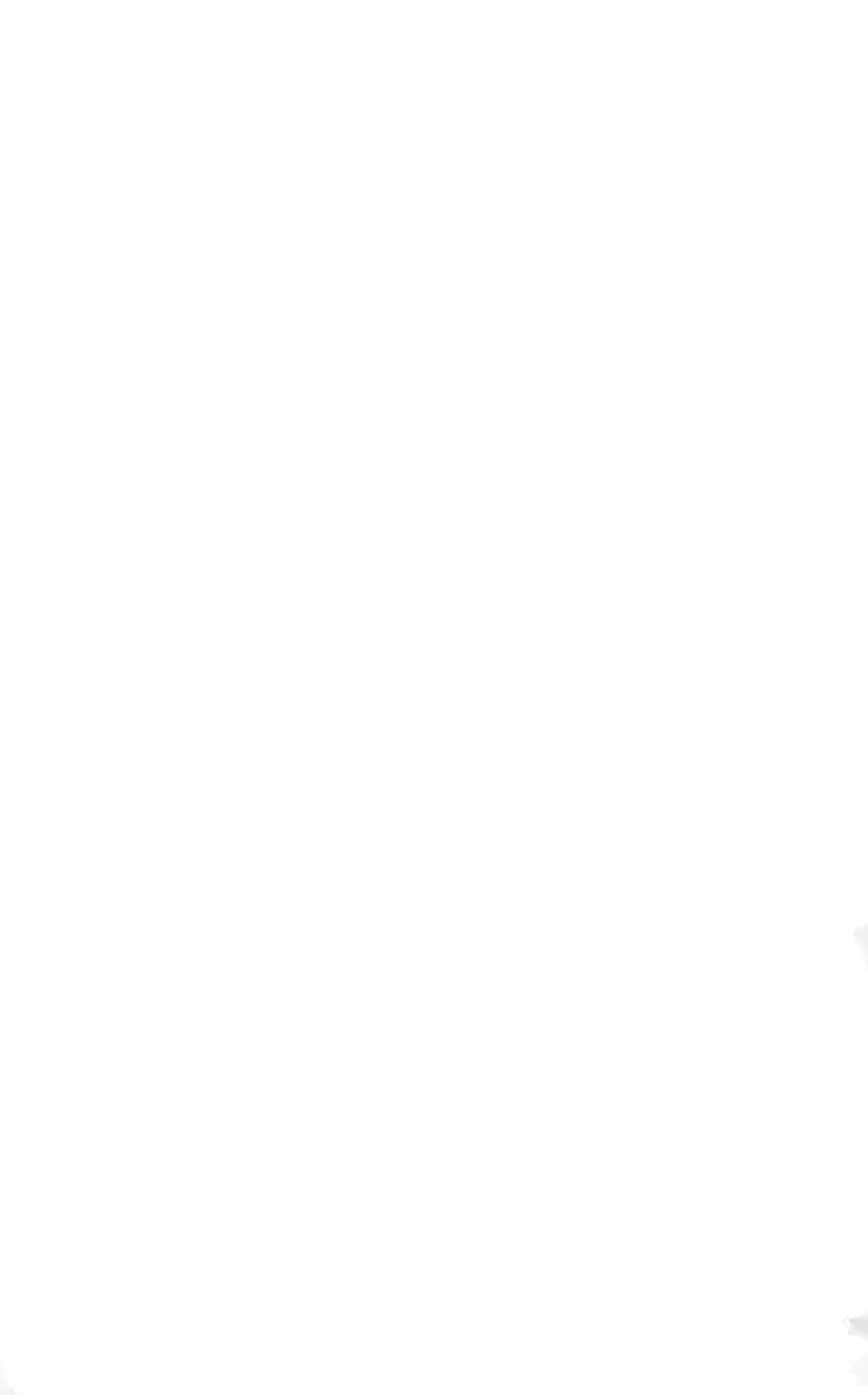

*Gymnase d'été*

PL. 1.

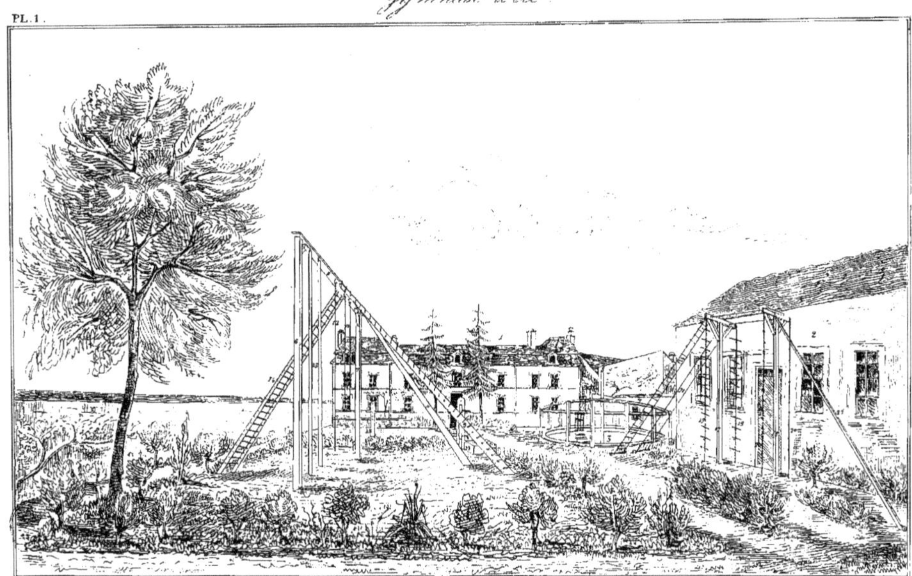

Gymnase d'hiver.

PL. 2.

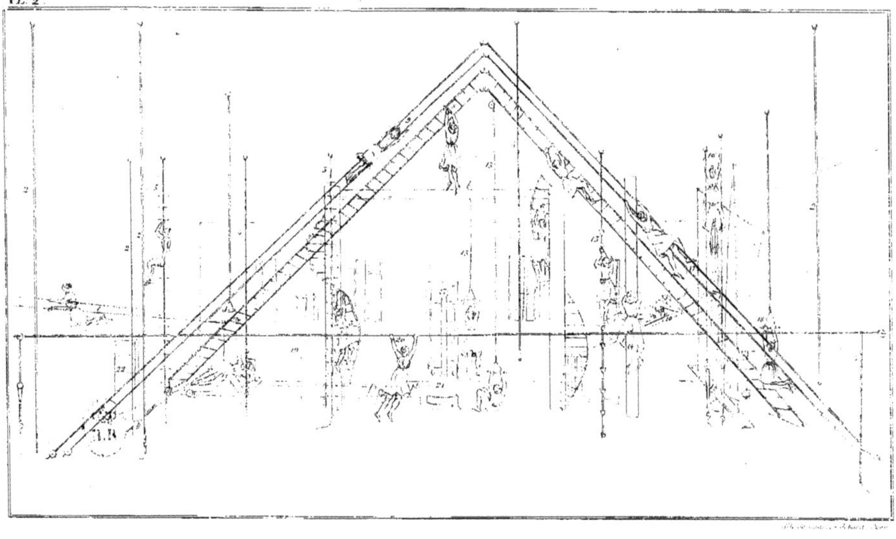

www.ingramcontent.com/pod-product-compliance
Ingram Content Group UK Ltd.
Pitfield, Milton Keynes, MK11 3LW, UK
UKHW020215200726
13856UKWH00004B/1406